AF468323

DES

TROUBLES DE NUTRITION

DE LA PEAU ET DU TISSU CONJONCTIF

LIÉS AUX LÉSIONS DU SYSTÈME NERVEUX

PAR

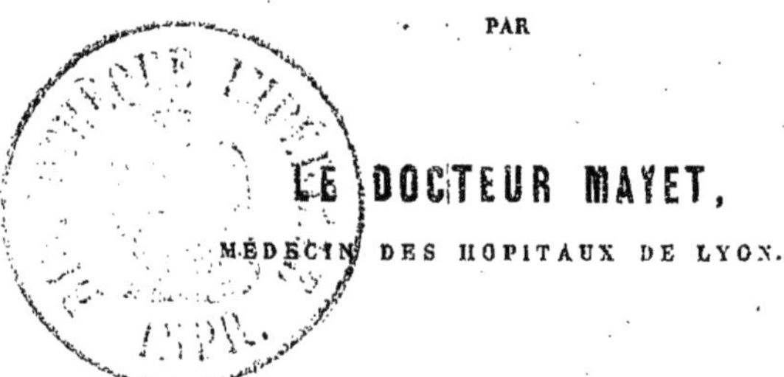

LE DOCTEUR MAYET,

MÉDECIN DES HOPITAUX DE LYON.

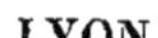

LYON

IMPRIMERIE D'AIMÉ VINGTRINIER

RUE BELLE-CORDIÈRE, 14

—

1868

DES

TROUBLES DE NUTRITION

DE LA PEAU ET DU TISSU CONJONCTIF

LIÉS AUX LÉSIONS DU SYSTÈME NERVEUX

La question de l'influence des lésions nerveuses sur la nutrition des tissus a été, dans ces derniers temps, l'objet de travaux importants. M. Perroud l'a étudiée récemment au point de vue de la sécrétion des reins dans un mémoire remarquable. Je veux la considérer ici surtout dans la peau et le tissu conjonctif sous-cutané, après avoir rapporté quelques faits qui m'ont fourni l'occasion de ce travail.

OBSERVATION I. — Le nommé B... tailleur, âgé de 54 ans environ, est atteint depuis plusieurs années de catarrhe chronique et d'emphysème. Cet hiver, la toux et la dyspnée ont été moins intenses que d'habitude. Le 20 janvier dernier, le malade éprouve presque subitement une douleur assez vive qui suit des deux côtés la distribution des nerfs de la région antérieure de la cuisse. Presque en même temps apparaissent sur les deux parties douloureuses de nombreuses vésicules disséminées ou groupées au nombre de 3 à 6, de volume variant entre un grain de millet et une lentille. L'éruption s'accompagne d'une sensation de brûlure, d'inappétence et d'un peu de fièvre. Elle persiste pendant plusieurs jours, il se produit même à deux ou trois reprises de nouvelles poussées vésiculeuses. Au moment où je vois le malade pour la dernière fois, les vésicules persistent encore.

Cette observation, dont je ne donne que les principaux détails, parce qu'elle ne présente rien qui diffère des faits antérieurement publiés, est complètement identique à une partie de celles rapportées par M. Gignoux dans un excellent mémoire communiqué à la Société des sciences médicales en 1863 (1). Dans les cas de notre collègue comme dans celui que je viens de rapporter, il s'agit d'un trouble de nutrition aigü de la peau lié à une névrose de nature probablement rhumatismale.

On trouve également beaucoup de faits analogues dans la thèse de M. Mougeot (2). Le fait suivant offre quelques particularités remarquables.

Obs. II. — Le nommé Jean Alibert, âgé de 60 ans, cordonnier, entre à l'Hôtel-Dieu, salle Saint-Augustin, le 28 janvier 1868. Il a eu un chancre et des bubons suppurés. Pas d'antécédents syphilitiques ni d'autres maladies avant l'invasion des accidents actuels qui datent de quatre ans.

Il s'aperçut, à cette époque, que la sensibilité des pieds était altérée : il ne percevait pas la sensation du froid, et dans un bain tiède il lui semblait être plongé dans l'eau bouillante. Il éprouvait en même temps une sensation d'engourdissement et des fourmillements dans les pieds et les jambes.

Vers la même époque, il commença à ressentir des douleurs térébrantes, passagères, fulgurantes, dans les membres inférieurs.

Il n'a jamais éprouvé de souffrance dans la colonne vertébrale.

L'année dernière il a eu un érysipèle de la jambe droite qui dura cinq semaines.

Actuellement, les symptômes dominants sont les douleurs qui présentent les mêmes caractères et siégent dans les deux jambes et les pieds, surtout dans les orteils.

(1) Gignoux, *Des éruptions par névrose vaso-motrice* (Mémoires de la Société des sciences médicales de Lyon, tome IV, 1864).

(2) Mougeot, *Des troubles de nutrition consécutifs aux affections des nerfs*. Thèse. Paris, 1867.

La sensibilité tactile est intacte, quoique le malade présente encore les troubles sensitifs que nous avons déjà énoncés.

Il n'a perdu aucunement la force musculaire. Il a conservé intacte la coordination des mouvements.

Depuis l'époque où il a ressenti des troubles de la sensibilité cutanée, le malade a présenté une certaine difficulté dans la miction qui est de plus en plus marquée.

Il la caractérise très-bien en disant qu'il n'éprouve pas le besoin d'uriner, et qu'il est obligé d'y songer de temps en temps, n'étant nullement averti par la sensation que produit habituellement la plénitude de la vessie. Il y a une impuissance génésique absolue et constipation. Il ne va à la selle que tous les trois ou quatre jours.

Les digestions sont régulières. Il tousse comme tous les hivers. Les crachats sont muqueux. On entend quelques râles sibilants à l'auscultation.

Le malade est porteur d'une éruption papulo-vésiculeuse assez confluente, siégeant à la partie inférieure des deux jambes. Il existe à ce niveau de nombreuses papules rouges lichénoïdes mélangées de vésicules d'herpès disséminées sur toute la peau des parties antérieures, internes et externes de la jambe. On observe aussi dans le même point de chaque côté deux ou trois bulles de pemphygus.

Cette éruption s'est produite à la suite d'un bain de vapeur.

Le malade, pendant son séjour à l'hôpital, ne présente pas d'autres particularités. Il se plaint constamment de ses douleurs, qui se font sentir surtout dans les orteils sous forme de lancées violentes. Il sort dans le même état le 7 février. Les vésicules ont disparu à cette époque.

Il me paraît évident que ce sujet a présenté à mon observation des accidents dus à une lésion des cordons postérieurs de la moelle. Je crois qu'il sera ultérieurement atteint d'ataxie locomotrice.

Les troubles de la motilité sont, il est vrai, complètement nuls, mais cela provient probablement de ce que la sensibilité n'est pas encore suffisamment atteinte pour nuire à la coordination des mouvements et que la conscience musculaire existe encore. Très-probablement il offrira ultérieurement tous les symptômes qui accompagnent la sclérose des cordons postérieurs. Le travail de prolifération conjonctive se traduit actuellement par les douleurs vives des membres inférieurs résultant de l'irritation dont sont le siége les cellules sensitives de la moelle. L'intégrité d'une partie des tubes nerveux est déjà compromise, ainsi que le prouve l'anesthésie de la vessie.

Tous ces phénomènes ne nous intéressent ici que comme preuve d'une lésion de la moelle à laquelle on peut rapporter également l'éruption produite aux deux jambes sous l'influence du bain de vapeur qui n'a agi que comme cause provocatrice. Nous rapportons à la même origine l'inflammation érythémateuse ou érysipélateuse qui a envahi une des jambes antérieurement et a persisté pendant cinq semaines.

Nous tâcherons de montrer plus loin la valeur de cette interprétation.

Notre troisième observation a été recueillie grâce à l'obligeance de M. Laroyenne. Elle a trait à un malade actuellement dans son service, dont l'histoire pathologique offre un grand intérêt à beaucoup de points de vue.

Obs. III. — Le nommé Michel Martin, maçon, âgé de 26 ans, occupant actuellement le lit n° 31 de la salle Saint-Sacerdos, est petit et chétif. Il y a huit ans, il a fait une chute du haut d'une maison en construction. Il s'est produit des lésions très-graves sur lesquelles le malade s'explique assez mal et qui ont consisté probablement en des fractures de côtes et peut-être de la colonne vertébrale. On constate actuellement en effet une déformation du thorax qui est déprimé à gauche et en arrière, et de l'axe rachidien qui est incurvé et décrit une courbe à concavité regardant en avant et un peu à gauche. Au moment de sa chute, le malade fut apporté à l'hôpital. Il présentait une impossibilité complète de mouvoir les membres inférieurs et une perte absolue de leur sensibilité. Placé dans une grande gouttière de Bonnet, il recouvra, dit-il, graduellement le sentiment et le mouvement dans les jambes. Au bout de trois mois, les impressions tactiles étaient bien perçues. La motilité ne revint complètement qu'au bout d'un temps beaucoup plus long, car onze mois après son accident ce malade ne pouvait encore marcher qu'avec des béquilles. Il arriva cependant à pouvoir se passer de leur secours et il reprit son travail. Sa santé fut assez bonne jusqu'à l'époque des accidents actuels, qui remontent à trois ans. A cette époque, il dormit à plusieurs reprises dans une cave sur la terre humide. Quelque temps après, travaillant dehors par un froid rigoureux, il éprouva une congélation incomplète des extrémités des doigts, d'où résulta une inflammation intense et de vives douleurs. Il guérit de cet accident, mais garda depuis lors les extrémités des doigts un peu tuméfiées en forme de baguettes de tambour et les ongles incurvés, en partie atteints d'une malformation qui se traduit par des inégalités et des stries de leur substance. Peu de temps après il commença à s'apercevoir que la force diminuait dans ses membres supérieurs, surtout dans le gauche. Cet affaiblissement progressa d'abord lentement. Depuis trois mois il a augmenté beaucoup et le malade s'est aperçu d'une diminution de volume de ses membres. En même temps il se produisait de vives douleurs ayant le caractère fulgurant et affectant surtout le bras gauche, celui où l'atrophie marchait le plus rapidement. Simultanément se produisait un trouble graduel de la vue. le malade croyant avoir devant les yeux un brouillard de plus en plus opaque.

Actuellement, on constate une atrophie musculaire portant sur l'éminence thénar gauche, par où le mal a débuté, sur les espaces interosseux des deux mains, dont les masses charnues paraissent avoir complètement disparu, sur tous les muscles de l'avant-bras gauche, sur le triceps brachial du même côté, dont l'absence est presque complète.

L'avant-bras et le bras droit ont diminué beaucoup moins de volume, quoique le malade affirme y avoir perdu notablement la force.

Les mouvements de flexion des doigts à gauche sont presque impossibles, le malade ne peut serrer tant soit peu la main qu'on lui présente; à droite il la serre mieux. Aucun autre muscle dans le tronc ou les membres inférieurs n'est atrophié. Il accuse en outre des crampes, des tressaillements fréquents et involontaires et des contractions dans les muscles encore peu atrophiés des membres supérieurs et parfois aussi dans ceux des membres inférieurs.

L'examen du fond de l'œil à l'ophthalmoscope fait reconnaître une déformation, une coloration grisâtre, nébuleuse des deux papilles, et en même temps une injection notable de la rétine.

Tous les détails que je viens de donner ont un grand intérêt. Nous ne pouvons, sans sortir de notre sujet, émettre de bien longues réflexions sur ce cas. Nous ferons seulement remarquer que ce malade présente une série de symptômes dont une partie, la disparition graduelle des muscles de la main et des membres supérieurs, les crampes et les contractions involontaires appartiennent à l'atrophie musculaire progressive, et dont l'autre, les douleurs profondes, fulgurantes et l'amaurose, font partie du tableau symptomatique de l'ataxie musculaire progressive. Je ne discuterai pas complètement le processus de ces accidents, je ne ferai qu'indiquer la part importante qu'a pu avoir le traumatisme subi par la moelle épinière du malade. Ses effets immédiats, difficilement appréciables exactement, paraissent s'être réparés, et cependant il a été la cause éloignée d'un travail lent de désorganisation, peut-être provoqué aussi par l'influence occasionnelle de l'impression répétée du froid humide.

Ce qu'il importe d'établir, c'est que la moelle de ce malade est le siége d'une lésion progressive à marche lente, probablement d'une sclérose portant sur les cordons postérieurs et selon toute apparence aussi sur la substance grise.

On sait en effet, depuis l'observation publiée en 1860 par le docteur Luys (1), que dans l'atrophie musculaire progressive la lésion des centres nerveux ne se borne pas à la diminution de volume, à l'altération régressive des racines antérieures, ainsi que l'a le premier indiqué Cruveilhier, mais que la substance grise est atteinte d'une

(1) Luys, *Lésions histologiques de la substance grise de la moelle. Gazette médicale de Paris*, 1860).

hypérémie chronique, caractérisée par une vascularisation extrême et surtout par la prolifération de la substance conjonctive avec altération granuleuse et disparition ultérieure des cellules des cornes antérieures de la moelle.

Dans tout ce que nous venons de dire, il n'a pas encore été question de l'accident le plus intéressant au point de vue des troubles de nutrition de la peau, je veux parler d'une éruption herpétique que présente le malade sur le trajet du nerf radial du côté gauche et dans les points de la peau qui sont innervés par ce tronc, c'est-à-dire sur la face externe et postérieure de l'avant-bras et de la main. Cette éruption, exactement limitée à cette région, peu confluente, consistait en une dizaine de vésicules d'herpès volumineuses qui, en plein développement il y a quatre jours et contenant alors un liquide séro-purulent, n'ont laissé actuellement que des traces constituées par des élevures rouges. Le malade, interrogé avec soin, nous a affirmé catégoriquement que cette éruption s'était reproduite à plusieurs reprises, qu'elle avait été parfois beaucoup plus abondante, que les vésicules avaient toujours occupé exactement le même siége et qu'elles avaient commencé à se produire il y a trois mois, alors que les douleurs fulgurantes s'étaient fait sentir pour la première fois.

Ce qu'il importe de remarquer encore, c'est que la sphère d'innervation du nerf radial est celle où se font sentir les souffrances les plus vives, et que chaque fois que les vésicules d'herpès se sont produites, elles offraient une intensité plus grande que d'habitude.

En résumé, nous rapprochons cette observation de la précédente. Nous croyons à une lésion chronique de la moelle; nous pensons que cet organe est le siége d'un travail irritatif et que l'éruption cutanée est le résultat de l'excitation dont sont le siége les cellules sensitives de la moelle transmise par les nerfs et se traduisant par un trouble de nutrition du derme.

Les trois observations que nous avons rapportées ont trait à des lésions superficielles et limitées de la peau, correspondant à des états pathologiques qui affectent, dans le premier cas, les conducteurs nerveux ; dans le second et le troisième, la moelle elle-même, mais sans que son intégrité soit encore entièrement compromise. Nous allons maintenant rapporter un fait de destruction complète de la moelle et d'altérations consécutives plus généralisées du tégument et du tissu conjonctif sous-cutané.

Obs. IV. — Le nommé Vercherat, charpentier, âgé de 37 ans, d'une bonne constitution et d'une bonne santé antérieure, était occupé au mois de novembre 1862 à transporter une pièce de bois très-pesante avec sept autres ouvriers. Le nombre des hommes employés à ce travail était insuffisant et n'était pas en rapport avec le poids excessif du fardeau qu'ils avaient à supporter. Quelques-uns d'entre eux se sentant faiblir, lâchèrent prise tout à coup ; ce que voyant ceux qui avaient mieux résisté jusque-là abandonnèrent complètement à elle-même la pièce de bois. Vercherat seul n'eut pas le temps de se soustraire à son action : il fut renversé sous le corps pesant qui l'atteignit dans la région sacro-iliaque. La colonne vertébrale fut fracturée au niveau des dernières vertèbres lombaires. Mais ce fut le sacrum qui fut le plus gravement atteint, il fut divisé en plusieurs fragments. Il y avait au niveau de la fracture une large plaie communiquant en quelques points avec le foyer. Le malade, qui avait perdu connaissance au moment de l'accident, fut porté à l'hôpital. Il ne revint complètement à lui qu'une heure après. Il s'aperçut alors qu'il avait complètement perdu la sensibilité et la motilité dans les membres inférieurs et la partie inférieure du tronc. Tout mouvement était radicalement impossible et l'on ne provoquait aucune sensation de douleur en le piquant à partir d'une ligne passant par les crêtes iliaques et la partie moyenne de l'espace qui sépare l'ombilic du pubis.

Presque immédiatement après l'accident, il se produisit une infiltration considérable de toutes les parties paralysées dont le volume s'accrut assez pour devenir double ou triple de ce qu'il était à l'état normal. Elles étaient en outre complètement et continuellement froides. Ce symptôme persista un mois. Au bout de ce temps, la calorification se rétablit peu à peu. Le malade ne pouvant uriner, on était obligé de le sonder. Cette rétention d'urine dura seulement une huitaine de jours. Pendant un mois il y eut une constipation absolue, qu'on arrivait cependant à vaincre en administrant des purgatifs. Depuis lors, tantôt les selles sont régulières, tantôt il y a de la diarrhée. Jamais d'incontinence des matières fécales. Le malade sent le besoin d'aller du ventre et peut retenir ses matières. Il n'y a jamais eu non plus d'incontinence d'urine proprement dite. Le malade retient son urine deux, trois heures ; mais quand la vessie se vide il n'en a pas conscience ; il ne sent pas le besoin d'uriner.

Le malade fut mis dans une gouttière de Bonnet, où il resta six mois. Il sortit de la plaie deux ou trois esquilles. La fracture se consolida, mais la plaie persiste encore au moment où j'observe le malade, quoiqu'elle se soit réduite considérablement et qu'il n'y ait plus aucun trajet fistuleux allant jusqu'à l'os. L'œdème disparut lentement, parfois il augmentait de nouveau pour diminuer ensuite.

Les fonctions de la peau étaient et sont restées complètement abolies dans les parties paralysées. La peau est sèche. Peu de temps après l'accident, l'épiderme commença à s'épaissir, à former des écailles qui tombent de temps en temps pour être remplacées par d'autres.

Le seul indice du rétablissement des fonctions du système nerveux dans les parties sous-jacentes à la lésion, fut un retour, pendant les dix mois qui suivirent l'accident, à peu près complet de la sensibilité dans presque toute la partie inférieure de la paroi abdominale, ce qui fut accompagné de la disparition graduelle de l'œdème dans cette région et quelques douleurs que le malade ressentait de temps en temps dans les pieds. Au bout de quelque temps, le retour imparfait de la sensibilité cutanée dans les membres inférieurs se manifesta par un phénomène singulier. Quand on pinçait le malade, il ne sentait rien sur le moment ; mais au bout d'une heure il accusait une douleur assez vive qui persistait quelque temps. Il en est encore ainsi au moment où est recueillie l'observation. A cette époque, le malade est soumis depuis un mois et demi à l'action de la strychnine, qui provoque quelques soubresauts et des contractions fibrillaires dans les muscles des jambes. Depuis son administration, l'œdème a diminué d'une façon très-marquée et beaucoup plus rapide qu'auparavant.

Le sujet a été perdu de vue peu de temps après.

L'observation que je viens de rapporter peut être rapprochée d'un autre fait communiqué en 1864 à la Société des sciences médicales par le docteur Gaillard, de regrettable mémoire. Je veux rappeler ici quelques-uns de ses détails présentant de l'intérêt au point de vue de l'influence des lésions de la moelle sur la nutrition des membres inférieurs.

Le sujet auquel je fais allusion est le nommé Toussaint Giraud. A la suite d'une fracture de la colonne vertébrale, au niveau de l'extrémité inférieure de la région dorsale et d'une solution de continuité de la moelle, démontrée par l'autopsie, il présenta une paraplégie complète, et, presque immédiatement après l'accident, de nombreuses phlyctènes à la jambe gauche.

Pendant un mois, les parties paralysées offrirent une augmentation considérable de calorification et une sécrétion sudorale abondante. Quand ces symptômes disparurent, il se produisit une infiltration des membres inférieurs et des troubles de nutrition dans toutes les parties animées par la portion de la moelle située au-dessous de la fracture. La peau devint sèche, l'épiderme se desquamait par larges plaques. Les membres, par le fait de l'infiltration, prirent un volume énorme et se gangrenèrent en plusieurs points pendant les trois ans que dura la vie.

Ces observations prouvent que les lésions de la moelle et des nerfs rachidiens exercent une influence telle sur les tissus innervés par eux, que leurs éléments histologiques s'altèrent fréquemment.

Dans le premier cas, l'état fluxionnaire, l'inflammation des nerfs a été la cause de l'éruption. Dans le second, l'irritation résultant de la prolifération du tissu conjonctif dans la moelle, a amené l'érythème de la jambe et les éruptions diverses des deux membres inférieurs. Dans le troisième, la même cause a produit l'éruption vésiculeuse de l'avant-bras. D'un processus analogue résulte l'éruption phlycténoïde qui a suivi de près le traumatisme exercé sur la moelle dans le fait du Dr Gaillard.

Les troubles consécutifs de nutrition dans ce dernier fait et chez mon quatrième malade résultent, au contraire, de la suppression de l'innervation.

Il faut ici nous expliquer sur la manière dont agit le système nerveux dans les actes nutritifs.

Pour Dutrochet, pour Virchow et pour d'autres, cette action n'existe pas.

Le premier de ces auteurs, dont les idées sur les fonctions et le rôle de la cellule ont précédé de longtemps les travaux allemands, formule explicitement cette opinion. Virchow, le vulgarisateur de cette partie si importante de la science, qu'on peut appeler la physiologie cellulaire, celui qui a si bien étudié les phénomènes dont sont le siége ces organismes secondaires qu'on nomme les éléments histologiques, regarde les propriétés des cellules en elles-mêmes comme la cause essentielle des phénomènes nutritifs. Les expériences de Claude Bernard donnaient, en effet, beau jeu au physiologiste allemand et lui permettaient de combattre victorieusement ceux qu'il appelait presque ironiquement les névristes.

Il nous montrait triomphalement la section des rameaux du grand sympathique n'amenant jamais autre chose qu'une augmentation locale de l'activité de la circulation et de la calorification sans véritable inflammation, sans que la cellule participât en rien au travail morbide, et il concluait, sans réplique possible en apparence, que la cause des phlegmasies tenait à une action primitive des cellules. Les faits de l'ordre de celui que nous a communiqué M. Perroud, de ceux qu'ont étudiés MM. Charcot, Bœrensprung, Mougeot, Gignoux, dans lesquels un état morbide du système nerveux est venu modifier profondément la vitalité des éléments anatomiques eux-mêmes, répondent victorieusement à ces prétentions exagérées; ils nous montrent que si l'élément anatomique a une vie propre, cette vie locale est profondément modifiée par ce qui constitue essentiellement la solidarité des différentes parties de l'organisme, je veux dire l'influence de l'innervation.

Cette proposition trouve une démonstration péremptoire dans les effets produits par la section des nerfs rachidiens, suivie de l'irritation du bout périphérique, expérience qui amène de l'inflammation dans les tissus auxquels ces nerfs se distribuent; elle trouve un appui non moins certain dans les troubles de nutrition qui accompagnent la section incomplète des nerfs chez l'homme à la suite des traumatismes.

Nous ne pouvons ici rapporter tous les faits si intéressants que possède la science sur ce point; qu'il nous suffise de renvoyer à la thèse déjà citée de M. Mougeot, où l'on trouvera réunies les principales observations faites sur ce sujet, et de rappeler succinctement les principaux accidents qui résultent de ces lésions : c'est d'abord un gonflement du tissu conjonctif simulant un phlegmon, mais disparaissant subitement pour se reproduire avec la même intensité; c'est encore un érythème à forme spéciale, caractérisé par de la rougeur, un état lisse et luisant de la peau tout à fait analogue aux engelures, ce sont des éruptions vésiculeuses ou bulleuses parfois suivies d'ulcérations, distribuées souvent très-exactement sur le trajet des nerfs, ce sont des troubles de nutrition des poils qui deviennent rudes et plus volumineux ou disparaissent complètement, de sorte que la peau devient entièrement glabre; ce sont des altérations de l'épiderme, qui s'épaissit, s'en va en écailles, des ongles qui s'incurvent longitudinalement ou latéralement, et dont la matrice se dénude; ce sont enfin des troubles de la sécrétion cutanée amenant soit une sécheresse absolue, soit une sueur profuse dans les points innervés par le tronc atteint.

Tous ces accidents sont accompagnés ou non de névralgie.

Rappelons que le traumatisme porté sur les nerfs a pu être suivi d'arthrites de forme spéciale dont nous aurons à reparler plus loin.

Cette influence de l'innervation sur la nutrition des tissus étant établie, ce qu'il importe de savoir c'est la manière dont elle s'exerce. La première hypothèse que nous ayons à examiner à ce sujet est celle qui se base sur les idées professées par Schiff au sujet des nerfs vaso-moteurs. Pour ce physiologiste, ils sont de deux ordres : les uns, appartenant au grand sympathique, sont constricteurs des vaisseaux ; les autres, suivant les troncs rachidiens, sont dilatateurs. Les irritations atteignant les nerfs sensitifs portent également sur eux et déterminent les hypérémies locales et les troubles nutritifs consécutifs. Avec M. Perroud, nous regardons cette explication comme ne pouvant être admise, en tenant compte de la structure des vaisseaux dont les fibres musculaires circulaires ne peuvent agir que par constriction. Nous croyons donc la théorie des éruptions vaso-motrices adoptée par M. Gignoux, et basée sur les idées de Schiff, inacceptable. Invoquerons-nous les idées de Samuel sur les nerfs trophiques ou de nutrition, idées adoptées par M. Perroud ?

Avant de les juger, exposons-les dans ce qu'elles ont de principal (1).

Pour Samuel, la paralysie ou l'excitation des nerfs vasculaires, ne peut produire l'inflammation ; or, les irritations expérimentales des nerfs rachidiens amènent la phlegmasie des tissus où ils se rendent, donc ils contiennent des fibres spéciales qu'on doit appeler trophiques. Leur irritation amène l'inflammation aiguë, la prolifération rapide des cellules ; leur paralysie, l'atrophie des tissus.

Elles se caractérisent par une excitabilité difficile et une irritation durable, ce qui explique la rareté des troubles de

(1) Samuel, *Die trophischen nerven*. Leipzig, 1860. (Voir le résumé qu'en donne M. Mougeot, page 130 de sa thèse.)

nutrition à la suite des maladies nerveuses. Chaque nerf trophique particulier entretient dans son domaine la vivacité du processus nutritif, vivacité qui cesse après la disparition de son influence sans que la nutrition soit nécessairement altérée, d'où amoindrissement de cette fonction dans les parties où l'innervation est abolie.

Les faisceaux rachidiens comprennent trois ordres de nerfs, des tubes nerveux sensitifs, moteurs et trophiques; ils peuvent être affectés simultanément ou isolément.

Dans les névralgies accompagnées d'éruptions, l'inflammation atteint les nerfs sensitifs et les nerfs trophiques, d'où simultanéité de la douleur et du trouble nutritif.

Nous croyons quelques points de cette théorie admissibles, mais en y apportant une modification capitale, je veux dire en n'attribuant pas à des nerfs spéciaux l'action sur la nutrition.

Pour nous, l'existence de nerfs trophiques n'est rien moins que démontrée. Nous croyons que ce sont les nerfs préposés à la sensibilité ou au mouvement qui remplissent également la fonction de présider à la nutrition des parties.

En professant cette idée, nous ne faisons qu'adopter une conséquence de cette grande loi physiologique, qui veut qu'un organe ne conserve son intégrité, ne soit le siége d'une nutrition régulière qu'à la condition de remplir ses fonctions. Le muscle qui ne fonctionne plus devient graisseux, de même la peau qui ne sent plus s'altère. Le nerf sensible atteint d'inflammation amène consécutivement et nécessairement un trouble nutritif dans les points de la peau où il se rend, parce que le fonctionnement régulier des papilles est troublé et que ces organes s'altèrent dès qu'ils fonctionnent mal. La fibre nerveuse élémentaire qui s'y rend présente une solidarité de nutrition avec les éléments anatomiques voisins, et par le seul fait de sa lésion retentit sur les phénomènes d'assimilation dont ils sont le siége. L'afflux sanguin qui se produit ensuite vient d'une paralysie réflexe des vaso-moteurs; mais il est une conséquence et non une cause de troubles nutritifs.

Nous donnons ces idées non comme offrant un caractère de certitude, mais comme moins hypothétiques que la théorie des nerfs trophiques spéciaux.

Avec elles, nous pouvons expliquer les faits que nous venons de rapporter. Dans le premier cas, l'excitation anormale des nerfs sensitifs, cause de l'inflammation cutanée, est venue d'une névrite rhumatismale; dans les deux autres, c'est le travail morbide de la moelle qui a mis les filets sensitifs dans un état physiologique tel que leurs extrémités papillaires ont entraîné autour d'elles un travail morbide.

Cela a eu lieu aussi dans le cas que j'ai reproduit, d'après M. Gaillard, alors que les nerfs de la queue de cheval étaient sous le coup de l'irritation récente produite par le traumatisme, et il en est résulté des phlyctènes.

La théorie que nous donnons de l'irritation des nerfs sensitifs chez le second et le troisième malade dont nous avons rapporté l'observation est en opposition directe avec les idées professées par Samuel, Bœrensprung (1) et Charcot (2), sur la pathogénie du zona et des éruptions analogues. Ces auteurs se basent sur les idées de Kolliker qui regarde les ganglions spinaux comme possédant des cellules unipolaires, origine de filets émergents spéciaux et sur deux autopsies de malades morts pendant qu'ils étaient porteurs d'herpès zoster. Chez ces sujets, ces ganglions étaient altérés par une inflammation évidente avec multiplication des noyaux embryo-plastiques du tissu conjonctif, alors que la moelle et les racines postérieures jusqu'à leur entrée dans les trous de conjugaison étaient parfaitement saines. Les physiologistes que je viens de citer y voient la preuve que les ganglions rachidiens et le ganglion de Gasser, leur analogue, sont les centres d'où partent les fibres nerveuses tro-

(1) Bœrensprung, *Die Gürtel Krankeit*, p. 130, 1561 et *Analen des Chariten Krankenhausets*.

(2) *Mémoires de la Société de biologie*, 1866, p. 41.

phiques, et que les lésions de nutrition des tissus ne peuvent coïncider qu'avec une lésion nerveuse portant sur elles, c'est-à-dire sur les nerfs ou les ganglions, mais jamais sur les racines rachidiennes ou la moelle elle-même.

Beaucoup d'observateurs, au contraire, regardent les cellules des ganglions spinaux comme étant bipolaires, et cette manière de voir trouve un appui incontestable dans une expérience de Waller. Ce physiologiste coupe une racine postérieure rachidienne entre la moelle et le ganglion, et constate que la partie restée liée à la moelle s'altère, tandis que celle qui tient au ganglion conserve sa structure normale, ce qui indique évidemment que les cellules du ganglion sont en relation avec les tubes qui émergent de cet organe et se rendent dans la moelle.

Les cellules des ganglions spinaux étant bipolaires, l'inflammation de ces organes dans le zona prouverait seulement qu'il est des névralgies avec troubles nutritifs de la peau qui ont cette origine; mais elle ne suffirait pas pour nier qu'une lésion plus centrale ne pût être la cause de phénomènes semblables. Aussi, croyons-nous ne pas sortir des limites d'une interprétation rationnelle en expliquant ainsi que nous l'avons fait les accidents qu'ont présentés nos malades et en rejetant l'hypothèse des nerfs trophiques exclusivement nés des ganglions spinaux.

Les troubles nutritifs de l'épiderme et l'œdème déterminés chez le malade de notre quatrième observation, par la solution de continuité complète de la moelle, ainsi que dans le cas de M. Gaillard, nous paraissent résulter de la paralysie des nerfs sensitifs.

Les fonctions nutritives de la peau et du tissu conjonctif qui la double ont été altérées parce que le fonctionnement régulier des nerfs sensitifs est intimement lié à la nutrition de ces tissus, et que leur paralysie entraîne des altérations dans les cellules plasmatiques des papilles et consécutivement dans tous les éléments anatomiques voisins, et cela en vertu d'une influence locale du défaut de fonctionnement des extrémités nerveuses.

La théorie que je viens d'émettre est en conformité complète avec celle qui est adoptée par quelques auteurs pour certaines éruptions cutanées, où le trouble de l'innervation de l'extrémité papillaire des nerfs a toujours été regardé comme jouant un rôle important, je veux parler du prurigo et du lichen. Pour M. Chausit et M. Canuet, auteurs de thèses sur ces deux maladies de la peau, les troubles de la sensibilité dominent les altérations papillaires phlegmasiques qui les caractérisent.

Il est une distinction qu'il importe de faire dans l'appréciation des troubles de nutrition des tissus survenus à la suite d'une lésion du système nerveux, entre ceux qui résultent de l'irritation des centres ou des nerfs et ceux qui sont produits par la suppression de leur action. L'irritation telle qu'elle résulte d'une blessure ou section incomplète des nerfs, produit presque à coup sûr des troubles nutritifs divers, mais qui ont pour caractère commun de consister dans des phénomènes non-seulement de perversion mais d'augmentation de vitalité ; la suppression de l'innervation produit des phénomènes qu'on peut regarder comme consistant soit simplement dans une perversion, soit dans une diminution de la vitalité (hyperplasie de l'épiderme, œdème, tendance à la gangrène, atrophie). Cette distinction a été faite, d'après ses expériences, par M. Brown-Séquard non-seulement pour les nerfs, mais pour la moelle épinière, et les deux cas d'éruptions rapportés par nous à une lésion par irritation des cellules de ce centre nerveux concordent avec les résultats expérimentaux obtenus par lui.

Cependant il faut bien reconnaître que la classification des phénomènes qui se produisent dans les tissus en phénomènes irritatifs résultant d'excitation morbide des nerfs ou de la moelle, et phénomènes de perversion de nutrition ou d'atrophie résultant de suppression d'innervation, ne doit pas être prise dans un sens trop absolu, car les deux états pathologiques du système nerveux produisent souvent des résultats semblables. M. Brown-Séquard a vu l'irritation expérimentale de la moelle amener une atrophie rapide et la gangrène, effets analogues à celui que produit la suppression de l'innervation, et dont un fait cité par Mougeot, d'après Paget, la division totale du nerf médian, produisit dans la sphère privée d'innervation des poussées répétées d'éruption bulleuse, phénomène d'inflammation active qui appartient d'habitude à l'irritation des nerfs et non à l'absence d'influence nerveuse. Enfin, il est des cas de gangrènes symétriques des deux membres inférieurs avec douleurs vives et intégrité de la circulation, attribuables à un trouble de l'innervation. L'exemple le plus remarquable de cette maladie a été rapporté par Gubler. Il est difficile de décider ici si l'on a affaire à une lésion par irritation des nerfs ou par suppression de l'innervation, et cela indique quelle réserve on doit apporter en général dans la détermination exacte des troubles nerveux qui président aux altérations nutritives.

La théorie des troubles nutritifs consécutifs aux lésions nerveuses que je viens d'émettre, a besoin d'être défendue contre plusieurs objections.

Et d'abord, me dira-t-on, ce que vous venez de dire ne peut s'appliquer qu'à la peau et aux muqueuses, car ce sont les seuls organes réellement doués de sensibilité. Je répondrai à cela que tous les organes internes, même les organes parenchymateux, sont doués, dans une certaine mesure, de cette faculté que leur inflammation décèle d'une façon évidente. J'attribue aux nerfs rachidiens qui s'y distribuent en petit nombre la sensibilité obtuse qu'ils possèdent. Je regarde les troubles de nutrition dont ils peuvent être le siége dans les maladies avec lésion des centres nerveux, comme résultant de la suppression ou des troubles de leurs fonctions. J'y vois un résultat du retentissement consécutif des modifications physiologiques de leurs extrémités périphériques sur les éléments anatomiques au milieu desquels elles se distribuent.

C'est ainsi que j'expliquerai l'albuminurie causée par la myélite chez le malade dont M. Perroud a relaté l'observation dans son mémoire; c'est ainsi que pourront s'expliquer beaucoup de troubles de sécrétion analogues, par exemple, la salivation abondante que produit Claude Bernard en portant une irritation par piqûre sur le plancher du troisième ventricule, l'albuminurie, la glycosurie et la polyurie qu'il amène en irritant d'autres points de la même région des centres nerveux.

C'est à Schiff qu'appartient d'avoir reconnu que ces piqûres agissaient par irritation, quoiqu'il ait expliqué d'une manière erronée, à mon avis, le processus physiologique en vertu duquel elles amenaient une suractivité ou une perversion sécrétoire des organes. Il y a vu, en effet, un résultat de l'irritation des origines des prétendus nerfs vaso-moteurs dilatateurs, dont l'existence est, avons-nous dit, inadmissible.

On pourra aussi m'objecter que dans les cas de paraplégie avec trouble de nutrition de la peau comme celui que j'ai rapporté et celui de M. Gaillard, les altérations ne portent pas seulement sur le tégument mais encore sur le tissu conjonctif sous-cutané. On pourra me dire que dans les cas de gangrène, la mortification l'atteint aussi bien que la peau.

Il est facile de répondre à cela que la théorie des nerfs trophiques n'est guère admissible pour ce tissu puisqu'on ne peut y démontrer l'existence des filets nerveux lui appartenant en propre.

En regardant les troubles de nutrition dont il est le siége comme consécutifs à ceux de la peau, j'ai au moins l'avantage de n'être pas en opposition avec les données de l'anatomie, tandis qu'il est facile d'y puiser un argument contre l'hypothèse que je combats.

Dans le cas rapporté par M. Gaillard, les os eux-mêmes paraissaient avoir été atteints par le trouble de nutrition et le tissu conjonctif était fortement infiltré dans toute l'épaisseur du membre.

Nous ne pouvons croire uniquement à l'influence de l'absence d'innervation cutanée pour produire ces désordres ; mais les os et les muscles recevant des nerfs nombreux, nous pouvons regarder rationnellement la nutrition des parties profondes qui en sont dépourvues comme solidaire de leur intégrité, comme liée à l'état normal de leurs nerfs.

C'est de cette manière que nous pourrons expliquer aussi les altérations articulaires graves, observées dans un certain nombre de cas, à la suite de blessure des nerfs, et, d'après M. Ball, dans quelques cas de lésion de la moelle épinière, ainsi que chez un malade de M. Duménil (1) atteint de paralysie progressive portant sur les nerfs de la périphérie au centre.

Un argument qui pourrait atteindre à la fois et la théorie des nerfs trophiques et celle que je soutiens, est la rareté des lésions de nutrition des tissus comparée à la fréquence des maladies, soit des nerfs sensitifs, soit des centres où ils se rendent, mais sa portée n'est pas aussi grande qu'on pourrait le croire. Il n'a pas plus de valeur que n'en ont tous ceux qui s'appuient sur les faits négatifs opposés à des observations positives permettant d'affirmer la relation de deux phénomènes, quand elles sont assez nombreuses pour qu'on ne puisse avoir affaire à des coïncidences fortuites.

Nous dirons, d'ailleurs, avec MM. Mougeot et Jaccoud, que si les lésions des nerfs ou des centres sont loin d'amener nécessairement les troubles locaux de nutrition des tissus, c'est qu'ils ne peuvent suffire seuls à les produire. Il faut l'intervention de causes occasionnelles parfois très-appréciables, comme la pression prolongée produisant la gangrène chez les paraplégiques, comme le bain de vapeur amenant l'éruption herpétique et bulleuse chez mon second malade, parfois difficiles à reconnaître. Il faut souvent aussi l'intervention de ces conditions spéciales qu'on appelle idiosyncrasies, pour ne pas dire modalités individuellles inconnues.

(1) *Gazette hebdomadaire*, 1866.

Certaines lésions des nerfs ont une grande tendance à amener consécutivement des troubles de nutrition de la peau, par exemple les névrites résultant d'intoxication par la vapeur de charbon, ainsi que l'a démontré M. Leudet ; d'autres, comme les névralgies de la face, produisent rarement cet effet, sans qu'on puisse se rendre compte de ces différences. Chez divers sujets, les nerfs se comportent différemment sous l'influence des causes d'irritation, chez les uns, la douleur dominera, les autres auront le tétanos, d'autres présenteront des troubles trophiques (2).

La rareté des troubles trophiques par irritation des centres nerveux est même telle que jusqu'à présent ils n'avaient pas, je crois, été signalés. Les deux observations que je rapporte, l'une d'une éruption papulo-vésiculeuse aux deux jambes, l'autre d'un herpès à poussées fréquentes sur le trajet du nerf radial consécutivement à une inflammation scléreuse chronique de la moelle, sont les deux premiers cas, si je ne me trompe, où l'on ait noté ce phénomène. Dans le cas de paraplégie par lésion traumatique de la queue de cheval, cité d'après le docteur Gaillard, une éruption de phlyctènes à la jambe gauche se produisit immédiatement après l'accident, mais ce résultat de l'irritation des nerfs par le traumatisme n'avait nullement été interprété ainsi, et s'est produit d'ailleurs dans des circonstances un peu différentes de celles où se trouvaient les deux malades en question.

Je crois, malgré l'absence d'observations semblables, en raison d'une analogie non contestable avec les cas plus nombreux d'éruptions par irritation des conducteurs nerveux, que mon interprétation est légitime.

Je ferai aussi une remarque applicable aux malades qui ont des troubles nutritifs consécutifs à une solution de continuité de la moelle. Ceux qui sont dans des conditions semblables, c'est-à-dire qui présentent une

(1) Ces remarques sont en partie empruntées à M. Mougeot.

absence à peu près totale de l'innervation dans les membres inférieurs, sont rares.

Il est beaucoup de sujets atteints de lésions du centre nerveux rachidien qui, jusqu'à une période très-avancée et même ultime de la maladie, n'ont pas perdu totalement la sensibilité cutanée dans ces parties. Lorsque cette fonction est presque complètement abolie, il se produit à peu près constamment dans les points qui ont subi quelque pression, des eschares qui viennent témoigner de la perturbation apportée dans la nutrition des tissus.

www.ingramcontent.com/pod-product-compliance
Ingram Content Group UK Ltd.
Pitfield, Milton Keynes, MK11 3LW, UK
UKHW020547230726
13925UKWH00006B/2440